Himmel Arsch
und Zwirn
wo bleibt mein Gehirn

Mathilda Millsohn

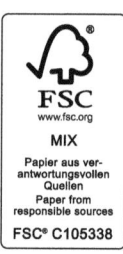

1. Auflage

© 2018 Mathilda Millsohn

Alle Rechte vorbehalten.

Coverbild: 123rf.com/©denisfilm

Covergestaltung: Mathilda Millsohn

Verlag und Herstellung : BoD- Books on Demand, Norderstedt

ISBN: 978-3-7528-0965-7

Inhalt

Einleitung

Demenz oder Alzheimer, was ist der Unterschied? Grundsätzlich sei gesagt, dass es verschiedene Arten von Demenz gibt und Alzheimer ist eine davon, und zwar die, die am häufigsten vorkommt, denn beinahe zwei Drittel aller Demenzkranken erhalten diese Diagnose.

Beides sind zwei sehr komplexe, schwierige Themen, über die man auf zweierlei Art schreiben kann. Die eine ist der rein medizinische, oder besser gesagt psychiatrische Aspekt, der andere das persönliche Erleben. Diese Krankheiten haben sehr viele Gesichter, und man könnte ein Buch damit füllen, wie sie sich manifestieren. Jeder – sei es der Kranke selber, oder seine nächsten Angehörigen – erleben es anders, weniger oder mehr dramatisch.

Daher habe ich mich entschieden, hier zuerst drei Beispiele aus persönlicher Sicht zu schildern. Das eine ist der Fall meiner Mutter, den ich am eigenen Leib erfahren habe, also ein vollkommen authentischer Bericht. Er handelt davon, wie sich die anfängliche Demenz nach und nach zur Alzheimer Krankheit entwickelte.

Der zweite Fall ist aus dem Leben meiner besten Freundin, und handelt von ihren beiden Eltern. Hier haben sich Demenz und Alzheimer auf der einen Seite, und Schlaganfall, der körperliche Behinderung hervorgerufen hat, zwischen Mutter und Vater aufgeteilt. Das hat alle Beteiligten vor eine schwere Sonderaufgabe gestellt.

Und der dritte Fall schließlich ist ein Erfahrungsbericht einer Bekannten über ihren Mann. Das war eindeutig nur Alzheimer, und unterscheidet sich somit von den beiden vorhergehenden.

Jedem, der in seinem Leben einmal diesen Krankheiten begegnet und sich ihnen stellen muss, sei es persönlich, oder bei einem nahestehenden Familienmitglied, empfehle ich, alles aufmerksam zu lesen. Es werden nicht in allen Fällen alle Punkte zusammentreffen, aber bei der Lektüre wird man feststellen, dass nichts von dem, was einem passiert, seltsam und ungewöhnlich ist.

Und dann möchte ich auch gerne ein wenig den medizinischen Hintergrund dieser Krankheit darstellen, wobei nicht nur die schulmedizinische Seite zu Wort kommt.

Demenz

Demenz ist ein chronischer und unumkehrbarer Verlust der Wahrnehmung. Eine Diagnose muss vom Arzt erstellt werden, und eventuell ist es möglich, die Funktionen mit Medikamenten kurz zu verbessern. Demenz ist nicht an ein bestimmtes Lebensalter gebunden, kommt aber am häufigsten zwischen dem 74. Und 85. Lebensjahr vor. Sie ist auch der Grund für eine Einweisung ins Pflegeheim für mehr als 50 % der Fälle. In den USA allein sind 4 – 5 Millionen Menschen an Demenz erkrankt. Als Auslöser für Demenz werden zahlreiche andere Erkrankungen in Verbindung gebracht, wie beispielsweise Alkoholismus, Parkinson und andere. Eine Depression kann manchmal als Demenz interpretiert werden, denn diese zwei Krankheiten verlaufen oft parallel. Zwar haben ältere Menschen mit dem zunehmenden Alter auch andere kognitive Möglichkeiten, doch das ist nicht als Demenz zu interpretieren. Irgendein ungewöhnlicher Vorgang im Körper kann eine Demenz noch verschlimmern, so auch verschiedene Medikamente oder sogar ganz geringe Mengen Alkohol.

Am häufigsten beginnt die Krankheit mit dem Verlust des Kurzzeitgedächtnisses. Die Symptome bleiben bestehen, aber es kommt zu verschiedenen Phasen der Krankheit: die Persönlichkeit verändert sich, manchmal wird der Patient psychotisch, oder es kommt zu Halluzinationen. In einem späteren Stadium können sie auch paranoid werden. Sie behaupten, Dinge gesehen oder erlebt zu haben, die völlig aus der Luft gegriffen sind.

Ich habe drei Fälle im näheren Umfeld miterlebt, von denen ich berichten möchte, um zu zeigen, was diese Krankheit aus einem Menschen machen kann.

Fall 1:

Da ist zunächst einmal die Geschichte meiner Mutter – vom körperlichen und seelischen Verfall eines Menschen, und davon, wie sich das auf uns, ihre Familie, und insbesondere auf mich, ihre Tochter, auswirkte. Eine Geschichte für all jene, die sich jetzt, oder vielleicht einmal in Zukunft in einer Situation befinden, in der sie Zeuge einer dieser unbarmherzigen Krankheiten sein werden, und wie sie damit umgehen können.

Wenn ein Familienmitglied dement wird, so ist das eine Belastung für alle Betroffenen. Hier schildere ich, was ich erlebt und falsch gemacht habe, damit alle, die es lesen, Bescheid wissen, und lernen, womit sie rechnen müssen. Es war nicht leicht, das zu schreiben, aber wenn es auch nur einen Leser anspricht, und ihm als Hilfestellung dient, ist der Zweck erfüllt.

Seit zwei Jahren ist meine Mama nicht mehr mit uns. Sie starb mit 90 Jahren im Seniorenheim. Die letzten fünf Jahre ihres Lebens war sie dement, und dieser Zustand transformierte sich in den zwei letzten Jahren zur Alzheimer Krankheit. Ich will diese Zeit genauer schildern, denn es ist erstaunlich, wie viele Menschen daran leiden, und ihre Angehörigen merken erst sehr spät, was mit ihnen los ist. So ging es auch mir, was nicht nur meiner Mama, sondern auch der ganzen Familie sehr viel Leid und Traurigkeit verursachte. Beide Krankheiten sind nicht heilbar, aber wenn man informiert ist, kann man doch etwas verbessern, verlangsamen und somit für alle Beteiligten etwas erträglicher machen. Dazu muss ich sagen, dass heute bei der Diagnose Demenz einige Medikamente der neuen Generation zum Einsatz kommen, die diese Krankheit zwar nicht aufhalten, aber mehr oder weniger abmildern können.

So lange ich mich erinnern kann, war meine Mama eine entschlossene, tatkräftige, patente Frau. Von Beruf Zahntechnikerin, war sie im Labor, in dem sie arbeitete, sehr beliebt und vor allem von den Chefs geschätzt, weil sie unwahrscheinlich genau und präzise arbeitete. Für die Zahntechnik braucht man viel Fingerspitzengefühl und eine unermessliche Geduld, und sie war genau so ein Mensch. Doch Zahntechnik war nicht ihre erste Wahl, sie wollte eigentlich Künstlerin werden. Aber mein Opa, ihr Vater, bezeichnete jede Art der künstlerischen Tätigkeit als „brotlose Kunst", also etwas, wovon man nicht leben konnte. Das Modellieren bei der Zahntechnik kam also ihren Kunstvorstellungen am nächsten, weil sie brennend gerne Keramikerin geworden wäre.

Als Mama in Frührente ging, beschloss sie, ihren Traum zu verwirklichen. Sie nahm Privatstunden bei einer renommierten Keramikerin, legte ihre Prüfung ab, und wurde in die keramische Sektion der Kunstakademie aufgenommen. Jetzt erst schien sie aufzuleben, und modellierte, was das Zeug hielt. Auch in ihrer keramischen Ausdrucksweise blieb sie der pedantischen zahntechnischen Arbeitsweise treu, und modellierte vorwiegend Miniaturen. Es verging nicht viel Zeit, und sie hatte ihre erste selbständige Ausstellung. Ihre Freude und ihr Stolz waren nicht zu überbieten. Sie war immerhin „schon" über 60, aber das schien für sie der Anfang einer zweiten Jugend zu sein. Für die ganze Familie war es einfach erstaunlich, was sie leistete. Hinzu kam, dass sie inzwischen Oma geworden war, und sich ihrem Enkel mit großer Hingabe widmete. Sie kochte wunderbar, konnte nähen, stricken und häkeln, und als sie nicht gerade in Stimmung war, keramische Kunstwerke zu erschaffen, zeichnete sie in Tusche die großartigsten Bilder, fantasievolle Blumen, Schmetterlinge und Phantasiegebilde, mit zahllosen kleinen Details. Unsere Freunde sagten immer „ja, die Christa, die wird nie alt", und das schien wirklich wahr zu sein. Zwar machten sich langsam die Jahre bemerkbar, was ihre Produktivität anging, deshalb hörte sie allmählich auf zu modellieren. Aber weiterhin war sie sehr aktiv. Zusammen mit meinem Vater lebte sie in einer kleinen Wohnung im Familienhaus, wo auch ich mit meinem Mann und den Kindern wohnte. Es gab keinen Tag, an dem wir uns nicht mehrmals gesehen haben. Bei mir waren meine Eltern jeden Sonntag zum Mittagessen, und wir kamen oft zu ihnen, um bei Kaffee und Kuchen über die Tagesprobleme zu reden.

Der Papa, vier Jahre älter als Mama, war auch bis ins hohe Alter aktiv. Er ging einkaufen, kümmerte sich um die häuslichen Dinge, die Mama nicht konnte (Glühbirnen auswechseln oder kleine Reparaturen zu tätigen). Alles war also perfekt, bis Papa langsam anfing zu kränkeln. Es war nichts sehr Schlimmes, so die Zipperlein, die jeder alte Mensch durchmacht; die Knie taten ihm weh, er wurde immer langsamer, und hörte auch nicht mehr so gut. Dann vergaß er manchmal, wie jemand aus dem Bekanntenkreis hieß, und konnte sich an einige Sachen nicht mehr so gut erinnern. Und ich weiß noch jetzt, wie Mama und ich morgens beim Kaffee zusammen saßen, und sie mit dem Kopf auf Papa hindeutete und sagte:" Nun weiß er wieder nicht mehr, wie der und der heißt. Und dabei konnte er, als er noch in der Firma arbeitete, alle Mitarbeiter beim Namen aufzählen und ihre Telefonnummern wusste er auch auswendig". Manchmal schien es mir, als würde sie diese Situation mit einer gewissen Genugtuung beschreiben, weil sie – ja SIE – sie wusste immer noch alles. Sehr oft sagte sie zu mir mit einem gewissen Stolz in der Stimme, sie würde gerne doch nicht so ein gutes Gedächtnis haben, weil sie sich immer auch die Dinge merkte, die sie irgendwie beleidigt hatten. Aus meiner jetzigen Sicht hörten sich die Worte wie eine unheilvolle Vorausahnung an. Papa, der zunehmend depressiver wurde, weil er merkte, dass seine Kräfte nachließen, und die Schwerhörigkeit zunahm, zog sich mehr und mehr in sich zurück, so dass Mama und er nur noch das Nötigste miteinander sprachen. Früher lachten sie viel zusammen, hatten auch einen – wenn auch kleinen – Freundeskreis, mit dem sie gute Beziehungen pflegten, und sich gegenseitig besuchten. Trotzdem fehlte es immer noch an nichts in ihrem Leben, sie kochte jeden Tag frisch für beide, und kümmerte sich auch sonst sehr gut um den Haushalt.

Eines Tages erlitt mein Papa einen Gehirnschlag, und nach einigen Tagen noch einen zweiten. Er kam ins Krankenhaus, und auf Anraten der Ärzte mussten wir ihn schließlich in ein Pflegeheim geben; er war nämlich nicht mehr in der Lage, sich zu bewegen, und war auf eine Rund-um-die-Uhr-Pflege angewiesen. Mama hat das sehr schwer verkraftet. Sie hing an ihm, und konnte sich kaum damit abfinden, dass er im Pflegeheim lag und nun immer seltener ansprechbar war. Als wir zu Besuch kamen, war Papa hin und wieder voll bei Bewusstsein, und redete ganz normal mit uns, aber dann glitt er immer häufiger ab, und phantasierte Dinge zusammen, die man sich nur schwer erklären konnte. Drei Monate später verstarb er. Ich war mir damals nicht sicher, ob auch er dement geworden war, oder ob seine Reaktionen auf die schweren Gehirnschläge zurückzuführen waren. Aber damals dachte ich auch noch nicht daran. Das sollte erst später zum Thema werden.

Sein Tod hat Mama schwer getroffen. Sie und Papa haben sich schon als Kinder kennen gelernt, und waren 58 Jahre verheiratet. Plötzlich war sie in der kleinen Wohnung allein. Ein Glück, dass wir im gleichen Haus wohnten, und so konnte ich mich noch intensiver um sie kümmern. In der ersten Zeit ging sie auch zwei Mal in der Woche einkaufen, genau wie Papa, und kam häufig zu uns in die Wohnung, zwei Stockwerke höher, um nicht allein zu sein. Und sie ließ immer noch nicht zu, dass ich für sie kochte; ich fand das sehr gut, weil ich wusste, dass sie Beschäftigung brauchte. Kochen und Kuchen backen konnte sie immer noch ganz prima, und das machte sie auch weiterhin mit viel Freude. Inzwischen war sie 84 Jahre alt, funktionierte aber, was das alltägliche Leben anging, immer noch tadellos.

Aber dann begann es. Ganz unmerklich, schleichend, und ich war am Anfang ziemlich sauer auf sie, weil ich mir das überhaupt nicht vorstellen konnte, was in ihr vorging. Der auslösende Moment, an den ich mich sehr gut erinnern kann, war eigentlich ganz banal: sie wusste plötzlich nicht mehr, wie Baisers gemacht werden. Tausend Mal hatte sie das schon gemacht, immer waren sie prima, und auf einmal klagte sie, dass irgendetwas am Rezept falsch sei. „Mama", sagte ich, „da kommt doch nur Zucker und Eiweiß hinein, wieso geht das nun nicht mehr?" Ich merkte gleich, was los war. Zuviel Eiweiß, zu wenig Zucker, und das sagte ich ihr. Ja, ich zeigte ihr sogar das von ihr handgeschriebene Rezept, aber sie beharrte darauf, alles genau so gemacht zu haben, wie immer, nur jetzt hat ihr „jemand" ein falsches Rezept untergejubelt. Sie war einfach nicht zu belehren, bis ich schließlich wütend alles wegschmiss, und sagte, sie soll das nun eine Zeit lang bleiben lassen. Es gab zum ersten Mal Tränen, und sie war noch tagelang beleidigt.

Ja, ich wusste nichts über Demenz, nichts über Alzheimer. Später, als meine Mama schon im Seniorenheim war, sprach ich über ihren Zustand, und all den Dingen, die dazu geführt hatten, mit meiner Freundin, die an einer psychiatrischen Klinik als Psychologin arbeitete. Sie klärte mich über den Prozess auf, den meine Mama zusammen mit mir durchlaufen hatte, aber diese Information kam nun leider zu spät. Das, was ich erfuhr, war ungefähr folgendes:

Nicht jede Demenz führt zu Alzheimer, aber häufig sind diese beiden Krankheiten miteinander verlinkt. Die Alzheimer Krankheit ist eine schwere, aber leider unheilbare, degenerative Gehirnkrankheit, die unweigerlich zum Tod führt. Aber die Entwicklung dauert eine Weile, und geht schrittweise voran, so dass am Anfang alles eher einem normalen Alterungsprozess zugeschrieben werden kann. Zunächst verliert die erkrankte Person einige mentale Funktionen, wie beispielsweise das Kurzzeitgedächtnis. Das nimmt weder der Patient, noch die Familie als besorgniserregend wahr. „Ach, Oma hat wieder mal vergessen, was sie gestern gesagt hat. Heute erzählt sie genau das gleiche" – war unsere häufige Reaktion. Unweigerlich gewöhnt man sich daran, und merkt gar nicht, dass solche Situationen immer häufiger vorkommen. Zudem ist es nicht ungewöhnlich, dass gleichzeitig das Erinnerungsvermögen an länger zurückliegende Ereignisse sehr gut funktioniert. Das bestärkte beispielsweise mich, und die ganze Familie in der Annahme, Oma sei geistig sehr fit, nur vergisst sie manchmal etwas, aber, mein Gott, wem passiert das nicht ab und zu, auch uns Jüngeren. Das ist ein falscher Trost, denn es wurde alles nur noch schlimmer.

Jeden Morgen kam ich zu ihr zum Kaffeetrinken, und das war eigentlich für mich eine sehr schöne und harmonische Einstimmung in den Tag. Wir redeten so über dies und jenes, aber sie bestand darauf, täglich selber den Kaffee für uns zu kochen. Bis ich eines Morgens kam, und sie Milch mit Wasser verrührt hatte, und versuchte, nun den Kaffee hinein zu geben. Wieder wurde ich ärgerlich, schob sie weg, und kochte den Kaffee wie immer. Als wir am Tisch saßen, begann sie wieder zu weinen. Und als ich sagte, dass ein misslungener Kaffee kein Drama sei, und fragte, was sie denn hätte, antwortete sie „Ich weiß nicht". Diese Antwort sollte ich nun immer häufiger zu hören bekommen.

„Mama, wo hast du dein Rezept für die Apotheke hingelegt?" „Ich weiß nicht."

„Mama, war der Postbote schon da?" „Ich weiß nicht".

„Wo hast du das Geld von der Rente hingesteckt?" „Ich weiß nicht".

Da begann ich, im Internet zu recherchieren, und wurde bald fündig. Mama glitt sehr geschwind in die Demenz. Bald konnte sie sich nicht mehr alleine anziehen. Nein, sie zog sich schon an, aber plötzlich hatte sie die Unterhose über die Hose des Hausanzugs angezogen. Oder sie erschien voll bekleidet, aber alle Kleidungsstücke, Bluse, Jacke und Hose, über dem Schlafanzug. Ich reagierte manchmal unwirsch, ging mit ihr wieder ins Schlafzimmer, zog sie aus, und wieder an, und fragte sie „Weißt du nun, wie das alles geht? Kannst du morgen das alleine machen?" Die Antwort war – na klar – „ich weiß nicht." Eine Zeitlang legte ich ihr die Kleidungsstücke der Reihe nach, so wie sie angezogen werden sollten, auf einen Stuhl beim Bett, und erklärte ihr gleichzeitig: „Schau Mama, zuerst das Höschen, dann die Strumpfhose, dann das Leibchen, die Hausanzugshose, und schließlich der Pullover. Hast du das verstanden?" Am Anfang schien sie, das zu kapieren, und verstand das System. Als es aber nicht mehr ging, und ich sie fragte, warum sie das Anziehen nicht so machte, wie ich es ihr erklärt und zurechtgelegt hatte, war die Antwort wieder – erraten – „Ich weiß nicht".

Inzwischen kam ich morgens, mittags und abends zu ihr, um nach dem Rechten zu sehen und ihr zu helfen. Immerhin konnte sie sich noch immer eine Kleinigkeit selber kochen, und machte das anscheinend gerne. Doch ich bemerkte, dass sie weniger aß, und dass sie nicht mehr wusste, wann sie überhaupt essen sollte. So fragte ich sie eines Tages, ob sie doch nicht lieber wollte, dass ich ihr das Essen brachte. Zunächst war sie nicht dafür (die Reaktion war „Ich will nicht darauf warten, bis sich jemand bequemt und mir einen Teller Suppe bringt" – ja, manchmal konnte sie schon bissig sein) aber wir einigten uns schließlich doch darauf, dass sie es leichter hätte, und ich würde dabei sein, wenn sie isst. Jetzt musste ich mich auch umstellen, denn das Essen, das ich für Mann und Kinder kochte, war nicht unbedingt immer das, was ihr schmeckte und was sie wollte. Außerdem war sie es gewohnt, punkt 12 Uhr mittags ihr Essen auf dem Tisch zu haben, was sich mit unseren Essenszeiten nicht immer vereinbaren ließ. Trotzdem klappte es in der ersten Zeit gut.

Dann kam die nächste Phase. Was immer ich ihr vorlegte zum Essen, schob sie weg mit der Erklärung „Das kann ich nicht kauen". Egal ob Suppe, Reis, Grießbrei oder Pudding – sie konnte es nicht kauen! Leider war das auch ein Zeichen, das ich erst im Nachhinein erklärt bekommen habe. Das Kauen und Schlucken macht den Patienten Schwierigkeiten. Und ich hielt es damals nur für eine ihrer Trotzreaktionen. Natürlich wirkte sich das langsam auf ihre körperliche Verfassung aus. Sie wurde immer dünner, und immer weniger stabil beim Gehen.

Es sollte jedoch noch schlimmer kommen. Bald konnte sie nicht mehr selber den Fernseher mit der Fernbedienung einschalten – es gab aber nur zwei Knöpfe, „ein" und „aus". Wir übten es jeden Tag, aber es ging einfach nicht mehr. So passierte es, dass sie entweder den Fernseher Tag und Nacht laufen hatte, oder aber überhaupt nicht einschaltete. Dann vergaß sie regelmäßig, das Licht in der Wohnung nachts auszumachen. Also kam ich abends wenn ich wusste, dass sie schon im Bett war, zu ihr in die Wohnung, und kontrollierte das Licht.

Eines Morgens hatte sie eine Beule am Kopf – sie sagte, sie wüsste nicht woher (ja, klar). Und eines Tages rief sie mich in Panik, ihr Sessel sei ganz nass, und da käme ganz bestimmt Wasser aus dem Sessel heraus. Stur beharrte sie darauf, dass ganz bestimmt der Sessel feucht ist, weil er „ja immer schon nass war und Wasser im Sessel sei"! Es sind schon unwahrscheinliche und unerklärliche Ereignisse, wenn man nicht weiß, was in diesen Menschen vorgeht.

Das Leben wurde für uns alle mit der Zeit freudloser und schwerer, aber für Mama ganz bestimmt am meisten. Da ich wusste, wie gerne sie zeichnete, besorgte ich ihr eines Tages eine große Schachtel Buntstifte, und druckte ihr Ausmalbilder aus: Blumen, Schmetterlinge, Vögel…. was sie halt früher so gerne hatte. Und siehe da: das war die einzige Sache, die sie noch gerne machte, und wo ich sah, dass sie mit Freude dabei ist. Manchmal blühte sie richtig auf dabei. Der geistige und körperliche Verfall schritt aber leider immer weiter voran, obwohl ich mich daran klammerte, als es ihr ab und zu – sagen wir mal – „gut ging", dass es besser werden könnte.

Leider kam eines Tages der Zeitpunkt, wo ich mich

definitiv entscheiden musste, sie ins Seniorenheim zu geben. Sie wurde inkontinent, und ich war nicht gerade sehr geschickt, um sie alleine zu baden und Windeln anzulegen. Eine Zeit lang kam eine Krankenschwester, um mir zu helfen, aber dann stellten wir fest, dass sie eine 24-stündige Pflege und Bewachung brauchte. Zwei Mal fiel sie nachts aus dem Bett und ich wollte nicht riskieren, dass sie sich womöglich noch einen Knochenbruch zuzieht.

Als sie noch fit und normal war, hatte sie vor nichts so sehr Angst, als vor einem Seniorenheim. Und obwohl sie nun kaum in der Lage war, irgendeine Entscheidung selbständig zu treffen, wehrte sie sich gegen das Heim. Leider konnte ich hier nicht nachgeben, fand auch ein sehr gepflegtes Heim, in dem sie ein Einzelzimmer bekam, und so entschloss ich mich, sie dort anzumelden.

Hier kam ich noch einmal auf die Frage zurück: wann hätte ich überhaupt beginnen sollen, über einen Umzug ins Pflegeheim sprechen? Das war eine meiner schwierigsten Entscheidungen. Es wäre schon möglich gewesen, mit meiner Mutter zu einem früheren Zeitpunkt der Erkrankung über diese Frage zu sprechen, und vielleicht wäre mir die Entscheidung leichter gefallen, aber ich hatte viele Bedenken, dies zu tun, weil ich befürchtete, dass meine Mama in ihrer damaligen Verfassung Ängste entwickeln würde, abgeschoben zu werden. Dies war auch tatsächlich der Fall, weil sie sowieso schwer mit ihrer jetzigen Gesundheitslage und Geisteszustand umgehen konnte und sehr dazu neigte, eigene Fehler mir zuzuschreiben. Außerdem sah sie auch keinen Anlass, über einen eventuell anstehenden Pflegeheimaufenthalt zu sprechen, solange sie sich noch gesund und fit fühlte. Ganz im Gegenteil: als im Fernseher einmal eine Sendung über die Feier des 100-sten Geburtstags einer Seniorin im Altersheim lief, und ich begeistert sagte: „Sieh mal Mama, was die für eine schöne Torte für die Oma gemacht haben, und wie schön sie feiern", fuhr sie mich ganz bitterböse an „Du willst mich unbedingt in ein Heim stecken, nicht wahr? Aber da gehe ich niemals hin. Ich will zu Hause sterben!" Natürlich traute ich mich nach so einem Gefühlsausbruch nicht mehr, dieses Thema anzusprechen, um zu erfahren, worüber sie bereit wäre zu sprechen und worüber nicht. Seltsamerweise hatte sie aber nichts dagegen gehabt, als Papa nach dem Gehirnschlag ins Pflegeheim kam. Doch teils hatte ich auch selber die Angst, diese Fragen zu stellen. Zugegeben, es war mir ja selber bei dem Gedanken nicht wohl dabei, Mama aus der eigenen Wohnung im gemeinsamen Haus wegzugeben. Bereits der Gedanke daran war nicht nur schmerzlich, sondern auch mit Schuldgefühlen oder schlechtem Gewissen verbunden, weil man sich als Kind verpflichtet fühlt, die eigene Mutter solange als möglich zu Hause zu betreuen. Aber als es tatsächlich so weit war und ich Mama ins Heim bringen musste, passierte es, dass sie aus ihrer allgemeinen Unsicherheit heraus überhaupt jede Veränderung ihrer Lebensroutine ablehnte. Ihre Wünsche und Bedürfnisse hingen damals fast ausschließlich von ihrer momentanen Gefühlslage ab. Die Bereitschaft, in eine Pflegeeinrichtung umzuziehen, kann in einem Moment vorhanden sein, im nächsten aber schon wieder nicht mehr. Nun lag die Entscheidung einzig und allein bei mir und meinem Mann, der nicht mehr zulassen konnte, dass ich weiter die Selbstüberforderung in Kauf nahm, um Mama weiter zu pflegen. Ich war mittlerweile in einer Situation, dass ich sehr gereizt reagierte, und in dieser Verfassung weder meiner Mama, noch dem Rest der Familie gerecht werden konnte.

Der Umzug ins Heim ging also damals relativ friedlich vor sich hin, weil Mama erkannte – natürlich war das nur eine momentane positive Wendung – dass ihr vielleicht doch eine bessere Lebensphase bevorstand. Wir durften auch einige ihrer Möbelstücke mitnehmen – darunter ihren Lieblingssessel, einen kleinen Tisch und Malutensilien. Als wir dort ankamen, wurde sie freundlich begrüßt und von einer sehr liebevollen Pflegerin in ihr Zimmer geführt. Das Zimmer war zwar klein, aber hell, mit pastellfarbigen Wänden und bunter Bettwäsche. Wir führten Mama in den Gemeinschaftsraum mit Fernseher. Dort saßen schon einige Omas und sahen sich einen Film an. Ich merkte, dass Mama verängstigt war, und so brachte ich sie wieder in ihr Zimmer zurück. Dort bot ich ihr an, ein wenig zu malen, was sie auch akzeptierte. Ich versprach, am Nachmittag wiederzukommen. Am Nachmittag war soweit auch noch alles okay. Aber als ich sie zur Toilette begleitete, brach sie plötzlich zusammen. Nur mit Mühe schleppte ich sie mit der Pflegerin wieder ins Zimmer zurück, und wir legten sie ins Bett. Da schien sie wieder zu sich zu kommen, und machte eigentlich einen zufriedenen Eindruck.

Einige Tage ging das so gut, und die Pflegerin sagte mir, dass sie sich langsam einlebte. Doch ganz plötzlich, von heute auf morgen, verschlechterte sich sowohl ihr Gesundheits- als auch Geisteszustand rapide. Wir – mein Mann und ich – besuchten sie täglich. Ihn erkannte sie, mich nicht mehr. Mit ihm scherzte sie manchmal sogar, mich lehnte sie ab. Wie schmerzlich das war, kann man sich nur schwer vorstellen. Eines Tages erlitt sie wieder einen Kollaps, und die Heimleiterin ließ sie ins Krankenhaus bringen. Dort lag sie drei Tage auf der Station und bekam einige Infusionen, um ihren Kreislauf zu stabilisieren. Wieder im Heim welkte sie aber sichtbar dahin. Sie konnte überhaupt nicht mehr gehen, hatte an nichts mehr Interesse, und auch keinen Kontakt zu irgendjemand. Und sieben Monate später ging dann meine Mama für immer. Verwirrt, verängstig und vollkommen konfus.

Demenz und später auch Alzheimer laufen in einigen Phasen.

In der **frühen Phase** hat der Kranke immer häufiger Schwierigkeiten, etwas Neues zu lernen oder zu merken. Bei meiner Mutter war es zum Beispiel die Unmöglichkeit, die Fernbedienung für den Fernseher ein- bzw. auszuschalten. Es spielte dabei keine Rolle, dass sie das früher immer ohne Probleme machte, und gar nicht dabei nachdenken musste. Auf einmal war das für sie neu, noch nie benutzt, und sie schaffte es einfach nicht, die zwei Knöpfe in richtiger Weise zu bedienen. Ebenso klappte es nicht mehr mit den wohlbekannten, hundertmal wiederholten Kochrezepten. Das Erstaunliche dabei war, was mich anfangs sehr verwirrte, dass sie dann sehr gereizt und ausgesprochen feindlich reagierte, wenn ich versuchte, ihr das zu erklären, oder sie davon zu überzeugen, dass sie etwas falsch machte. Das erklärt sich dadurch, dass es im Gehirn zu einem Absterben von Rezeptoren kommt, die dafür verantwortlich sind, die schon erlernten und angeeigneten Fertigkeiten zu vergessen. In dieser frühen Phase bemerkten wir das zunehmend feindliche und misstrauische Benehmen meiner Mutter, auch Nachbarn und Bekannten gegenüber. Wenn sie Besuch von einer Nachbarin bekam, kommentierte sie häufig, dass die Frau nur deshalb zu ihr kam, um bei ihr in der Wohnung herumzuspionieren.

Sie glitt sozusagen in die **mittlere Phase** der Krankheit. Das manifestierte sich vor allem in ihrem Benehmen, und das war es, was mich auch besonders hilflos und traurig machte. Meine Mama war immer schon eine von Natur aus fröhliche Frau gewesen, die gerne Witze hörte und erzählte. Jetzt war sie jeden Tag missmutig, hatte keine Lust mehr, sich zu unterhalten, wurde egozentrisch, reizbar und depressiv. In dieser Zeit gab es keinen einzigen Tag mehr, an dem sie mich morgens anlächelte, wenn ich zum Kaffeetrinken kam. Immer mehr hatte ich das Gefühl, dass sie mich irgendwie auch als Feind betrachtete, oder zumindest als jemanden, der ihr nichts Gutes wünscht.

Zur Tatsache, dass sie nun das Gefühl hatte, alle

wollten sie ausspionieren oder gar bestehlen, kam es auch zunehmend zu Störungen im Schlafrhythmus. Oft beklagte sie sich, sie habe die ganze Nacht kein Auge zugetan, dann schlief sie tagsüber, wann immer ich nach ihr schaute. Natürlich konnte das durchaus stimmen, weil sie Tag und Nacht ausgetauscht hatte. An den Tagen, an denen es ihr besser ging, und wenn das Wetter es zuließ, saßen wir manchmal auf dem Balkon. Gehen konnte sie noch einigermaßen, und so ermunterte ich sie, auf dem Balkon auf und ab zu gehen. Ich gab ihr auch die Gießkanne, damit sie ihre Blumen gießen konnte. Das waren schon Momente, wo anscheinend alles in Ordnung war. Natürlich stimmte das nicht. Kaum waren wir wieder in der Wohnung, und ich sie fragte, ob sie es auf dem Balkon schön gefunden hätte, und ob sie morgen wieder ihre Blumen gießen wollte, antwortete sie, sie sei niemals auf dem Balkon gewesen, hätte keine Blumen, und überhaupt, ich ließe sie nicht aus der Wohnung heraus.

Ich schildere das alles im Detail, um alle, die das lesen, und vielleicht vor dem gleichen Problem stehen, darauf vorzubereiten, was ihnen alles mit dementen Menschen zustoßen kann. Keine einzige Begebenheit ist erfunden.

Als es zur **späten Phase** der Demenz kam, bot sich der Umzug in ein Pflegeheim als natürliche Konsequenz an. Ich rate allen, die von der Pflege schwer kranker Menschen keine Ahnung haben (und das sind, wie ich annehme, die meisten von uns), die Finger davon zu lassen, und das betroffene Familienmitglied einer professionellen Hilfe anzuvertrauen. Zunächst wiegte ich mich nämlich selber in der falschen Hoffnung, die Mama bis zu ihrem Ende pflegen zu können, weil ich unterbewusst Angst davor hatte, dass mich andere Menschen verurteilen würden, in der Art „jetzt, wo die Mama alt ist, wird sie einfach abgeschoben". Nichts ist verkehrter, als das, und alle, die so etwas sagen, haben einfach keine Ahnung davon, was es heißt, die Verantwortung für jemanden zu übernehmen, der nicht mehr funktioniert, weder geistig, noch körperlich. Es gehört nämlich viel mehr Mut dazu, Mutter, Vater oder Ehepartner in einem Pflegeheim unterzubringen, als sie „daheim sterben zu lassen". Aus meinem eigenen Bekanntenkreis kenne ich zwei Fälle, wo die Freundinnen, die ihre demente Mutter bzw. Vater bis zum Ende pflegten, nach ihrem Tod selber in ein Sanatorium eingeliefert werden mussten, um sich zu erholen und wieder normal funktionieren zu können. Wenn sie also, wie ich, noch dazu eine gesunde und aktive Familie zu versorgen haben, lassen sie sich nicht entmutigen, tun sie das einzig Richtige: suchen sie ein gepflegtes Heim mit professionellem Pflegepersonal und kompetenten Ärzten, und zögern sie um Gottes willen nicht, weil die „Leute reden könnten!" Und nicht zuletzt wird ihr krankes Familienmitglied auch davon profitieren, obwohl es ihm nicht bewusst sein wird.

Um auf die **letzte Phase** zurückzukommen: hier geht wirklich nichts mehr selbständig. Der Kranke kann nicht mehr gehen, keine alltäglichen Aufgaben mehr bewältigen, auch wird er inkontinent. Einige von den Patienten haben Schluckbeschwerden und müssen mit einer Sonde ernährt werden. Sowohl das Kurzzeit- als auch das Langzeitgedächtnis gehen vollkommen verloren. Auch das Sprechen macht ihnen Mühe. In diesem Zustand

drohen viele Probleme mit der Gesundheit, an-
gefangen von Dekubitus (Druckgeschwür, Wund-
liegegeschwür), wenn sie nicht penibel gepflegt
werden. Die Haut ist extrem dünn, und muss täglich mehrere Male kontrolliert werden, damit sie
sich nicht wundliegen. Oft kann es zu Lungenent-
zündung kommen, die nicht unbedingt mit hohem
Fieber begleitet werden muss. Da die Kranken
nicht sagen können, was ihnen fehlt, kommt es
auf die Erfahrung und Kompetenz des Arztes an,
die Krankheit richtig zu diagnostizieren. Im aller-
letzten Stadium der Demenz fallen die Patienten
oft ins Koma und sterben meistens an den Folgen
eines Entzündungsprozesses.

Meine Mama wollte mir im Heim manchmal etwas sagen, aber das, was ich zu hören bekam, war
unverständliches Gefasel. Worte konnte sie nicht
mehr richtig artikulieren, und geschweige denn einen logischen Satz zusammenbringen. Mit der Zeit
verstummte sie regelrecht. Und als sie schließlich
starb, war das nicht mehr die Person, die ich als
meine Mutter kannte, sondern ein ganz unbe-
kanntes menschliches Wesen. Ich war damals lei-

der nicht genügend informiert über ihren Zustand, was ich heute sehr bedaure. Darum will ich alles so ausführlich wie möglich darlegen, was bei Demenz und Alzheimer vor sich geht.

Ich habe das alles so genau geschildert, weil ich die Absicht habe, allen zu helfen, die sich mit solchen Problemen herumschlagen und denen es genauso schlecht geht, wie es mir damals ergangen ist. Hätte ich nur mehr darüber gewusst, hätte ich vielleicht einiges Leid ersparen können, sowohl meiner Mama, als auch mir und der ganzen Familie.

Demenz ist demnach nur das „Eingangstor" zu Alzheimer, einer Krankheit, die mit der Demenz Hand in Hand einher geht und unweigerlich zum Tod führt. Es ist daher nicht überflüssig, hier noch einmal zu wiederholen, womit man rechnen muss, falls sich ein älteres Mitglied der Familie plötzlich „komisch" oder ungewöhnlich benimmt.

Es kann passieren, dass man durch das heute meist hektische Tagestempo gar nicht bemerkt, dass sich bei unserer Mutter oder Vater Alzheimer schon langsam „eingeschlichen" hat. Lenken sie daher ihre Aufmerksamkeit besonders auf kleine, aber nicht übliche Fehler: der Kranke schließt die Tür nicht mehr ab, legt die Schlüssel an einen ungewöhnlichen Platz, nach dem Verlassen des Badezimmers bleibt der Wasserhahn offen, er verlegt seine Brille, Zeitung, Kleidung usw. und falls er Auto fährt, weiß er plötzlich nicht mehr, wo er eigentlich hin wollte. Es kommt auch vor, dass er sich verläuft und nicht mehr nach Hause findet. Sollten sie also so etwas bemerken, suchen sie auf jeden Fall den Rat bei der Alzheimer Gesellschaft. Es gibt auch überall viele Alzheimer-Selbsthilfegruppen, die ihnen gerne mit Rat und Tat beistehen, damit sie von Anfang an nicht viel falsch machen. Wenn sie Bescheid wissen, wird es für sie und für ihren Familienangehörigen viel einfacher sein, diese mysteriöse und häufig sehr lang dauernde Krankheit so gut wie möglich zu meistern und zu überstehen.

Vorerst einige Ratschläge für den Umgang mit einem an Alzheimer erkrankten Familienmitglied:

1. Wenn sie einen Hof oder Garten haben, ermöglichen sie dem Kranken einen Spaziergang in frischer Luft, aber legen sie alles, womit er sich vielleicht verletzen könnte, weg, schießen sie die Tür ab, damit er nicht auf die Straße geht, und sich womöglich verläuft, und passen sie auf ihn auf.

2. Geben sie ihm draußen eine Beschäftigung: Obst sammeln, Blumen gießen, sich mit dem Haustier beschäftigen….

3. Wenn der Patient nicht gut beweglich ist, geben sie ihm einen Gehstock oder eine andere Gehhilfe.

4. Vermeiden sie, wenn irgend möglich, Treppen oder andere möglichen Hindernisse.

5. Alle störenden Möbel entfernen sie am besten (überflüssige Stühle, Stehlampen, kleine Teppiche usw.)

6. Wenn möglich, sollten in der Wohnung keine Spiegel sein – der Kranke erkennt in einer späteren Phase sein Spiegelbild nicht und nimmt an, es sei ein Fremder in der Wohnung.

7. Das Zimmer, in dem der Kranke verweilt, muss ein bequemes Bett haben, und unbedingt eine gedämpfte Beleuchtung – viele Kranke haben Angst vor Finsternis.

8. Das Badezimmer soll, wenn möglich, auch angepasst werden, damit sie dem Kranken beim Duschen oder Baden behilflich sein können.

9. Da der Kranke auch Hilfe beim Toilettengang benötigt, müssen sie dabei sein können.

10. Passen sie auf, dass er sich nicht im Bad oder im Haus einschließen kann.

11. Kontrollieren sie beim Verlassen des Bades und der Toilette den Wasserhahn.

12. Unbedingt auch den Herd in der Küche kontrollieren – häufig geschehen Brände, weil sie die Herdplatte einschalten, und dann etwas darauf vergessen!

13. Das Essen müssen sie zubereiten, und beim Essen dabei sein. Bieten sie dem Kranken die Mahlzeit und Getränke an – sie können das selber nicht mehr.

14. Schimpfen sie nicht mit ihnen, wenn sie etwas falsch gemacht haben! Sie können ja nichts dafür und machen es nicht absichtlich.

15. Vermeiden sie laute Geräusche, sie fürchten sich in der letzten Phase vor jedem ungewöhnlichen Laut; lassen sie auch nicht den Fernseher zu laut laufen.

Ich kann nicht oft genug betonen, dass sie sich Rat einholen, wenn sie nicht mehr weiter wissen. Es gibt in Deutschland viele Selbsthilfegruppen, und die Teilnahme daran bietet ihnen eine Möglichkeit, die Erfahrungen anderer kennenzulernen, Mut zu finden und sich mit vielen Problemen, die während der Krankheit auftauchen, auseinandersetzen zu können.

Rechtliche Angelegenheiten

Ich möchte auch noch einen sehr wichtigen Aspekt unterstreichen, der später nicht mehr gutzumachen ist. Das bezieht sich vor allem auf die rechtlichen Angelegenheiten (vor allem Testament). Im späteren Stadium führt nämlich die Demenz dazu, dass die Patienten keine eigenständigen Entscheidungen mehr treffen können. Durch diverse Verfügungen oder Vollmachten, die auf jeden Fall schriftlich festgelegt werden müssen, kann der Patient in seiner noch gesunden Phase oder bei eventuellem Beginn einer Erkrankung seinen eigenen Willen äußern. Er kann eine Vertrauensperson (Familienmitglied oder Freund) benennen, die in seinem Namen beispielsweise alle weiteren Schritte mit dem behandelnden Arzt besprechen kann.

Weiterhin gibt es eine Vorsorgevollmacht, bei der die Vertrauensperson zugleich als Bevollmächtigte eingesetzt werden kann. In diesem Fall umgehen sie das Hinzuziehen eines Vormundschaftsgerichts.

Es ist eine enorme Hilfe, wenn sie alle notwendigen Dokumente vom Notar beglaubigen, und rechtzeitig vom erkrankten Familienmitglied unterzeichnen lassen, denn damit vermeiden sie viele nachträgliche Komplikationen. Weitere nützliche Informationen finden sie beim C.H.Beck Verlag unter: https://patientenverfuegung.beck.de

Alzheimer

Fall 2:

Diese traurige Geschichte erlebte meine beste Freundin, und zwar gleich mit ihren beiden Elternteilen. Zunächst entwickelte sich bei ihrer Mutter am Anfang die Demenz, und langsam darauf auch Alzheimer. Der Vater hingegen war in der ersten Zeit vollkommen fit und gesund, und konnte sich dementsprechend um seine Frau kümmern. Sie wohnten in einer ländlichen Gegend im eigenen Haus. Der Vater ging jeden Tag ins Dorf, um einzukaufen, und die Mutter war anfangs auch noch imstande, selber etwas zu kochen, oder es kam hin und wieder eine Nachbarin vorbei, um zu helfen.

Dann aber erlitt der Vater, ähnlich wie meiner auch, einen Gehirnschlag. Dadurch wurde er gelähmt, und konnte nicht mehr aus dem Bett. Doch geistig war er nach wie vor fit, und als meine Freundin ihm einen Rollstuhl besorgte, lief auch in den ersten Monaten alles gut. Bald aber konnte er seine schon sehr demente Frau nicht mehr versorgen, auch nicht mit Hilfe der Nachbarin. Hier kam die Frage auf, wohin mit den beiden? Meine Freundin arbeitete in der Großstadt, und suchte nun panisch nach einem Heim, der die beiden pflegebedürftigen Senioren aufnehmen konnte, der aber auch für sie in greifbarer Nähe sein sollte. Das erste, das sie fand, lag verkehrsmäßig günstig, und bei einem ersten Besuch schien auch alles in Ordnung zu sein. Dort fand sich ein Doppelzimmer, und meine Freundin brachte ihre Eltern dort unter. In den ersten Tagen schien auch alles gut zu laufen, bis sie bei ihren täglichen Besuchen etwas Merkwürdiges zu beobachten begann. Zunächst gab es feste Besuchszeiten, und dann war auch alles tipp-topp, die Bettwäsche sauber, die Eltern gebadet, aber seltsam, sie dösten nur vor sich hin. Sogar der Papa, der sonst immer sehr gesprächig, rege, neugierig und interessiert war, hatte plötzlich kein Interesse am Besuch seiner Tochter oder der Enkelinnen. Er war richtig schlapp, was meine Freundin zunächst einer Eingewöhnungsphase zuschrieb. Dann aber musste sie eines Tages dringend außerhalb der vereinbarten Besuchszeit ins Heim. Und was sie da sah, schockierte sie zutiefst. Die Eltern lagen beide in stinkenden, vollen Windeln, und der Vater war soweit beisammen, dass er ihr sagte, sie bekämen täglich irgendwelche Tabletten, damit sie „besser schlafen könnten", wie es ihm die Pflegerin erklärte. Als meine Freundin die Heimleitung darauf ansprach, kam es heraus, dass alle Patienten vom Personal täglich mit starken Beruhigungspillen „ruhiggestellt" wurden, damit das Personal möglichst wenig mit ihnen zu tun hatte. Die Heimleitung rechtfertigte das mit Personalmangel, aber meine Freundin und ihr Mann nahmen unverzüglich die Eltern vorläufig zu sich nach Hause, bis sie eine andere Möglichkeit finden würden. Es war zwar räumlich sehr knapp, und sie beide mussten einige Tage Urlaub nehmen, aber es kam überhaupt nicht in Frage, die Eltern weiterhin dort zu lassen.

Die Suche verlief ziemlich hektisch und unter Zeitdruck, aber endlich wurden sie fündig. In einer ruhigen Kleinstadt, 150 km vom Wohnort entfernt, fanden sie das perfekte Heim. Ruhig gelegen, gepflegt, ein geräumiges Doppelzimmer für die Eltern, keine festgelegten Besuchszeiten, freundliches Personal, gute Küche. Hier waren die Eltern meiner Freundin wirklich gut aufgehoben. Sie besuchte die beiden nun jeden zweiten Tag, und nahm jedes Mal eine Zugfahrt in Kauf, aber nie bemerkte sie Müdigkeit bei den alten Leuten, und wann immer sie kam, war alles wirklich perfekt.

Leider hatte sich die Demenz der Mutter in einen schweren Fall von Alzheimer verwandelt. Sie phantasierte alles Mögliche zusammen; in der Küche des Heimes klaute sie kleine Mengen von Mehl, die sie dann den anderen Patienten als Droge verkaufen wollte; einmal gelang es ihr, aus dem Heim auf die Straße zu entlaufen, und erst nach mehrstündiger Suche – wobei auch die Polizei alarmiert wurde – fand man sie wieder.

Der Vater hingegen blieb bis zum Schluss sehr klar im Kopf, doch zunehmend entwickelte sich bei ihm ein irritierender Charakterzug. Früher war er die Güte selber, und nun war er ein boshafter, zynischer und zänkischer alter Mann geworden, den meine Freundin kaum wieder erkannte. Es war wohl darauf zurückzuführen, dass diese ständigen Wohnortwechsel bei ihm diese Entwicklung herausgefordert hatten.

Eine zusätzliche Belastung für meine Freundin war auch der Verkauf des Familienhauses. Sie musste alles ausräumen, und was sie in diversen Schubladen und Schränken fand, war unglaublich. Als ihre demente Mama noch dort wohnte, hortete sie Plastiktüten, Papiertaschentücher (auch benutzte), schmutzige Socken und Wäsche zusammen mit Kochgeschirr oder Teebeuteln an allen möglichen und unmöglichen Stellen. Da konnte man es wirklich nicht fassen, dass eine einst penible, ordentliche und fleißige Hausfrau so ein Chaos im eigenen Haus erschaffen konnte. Aber das ist eben die Folge dieser heimtückischen Krankheit. Ich erzähle diese Einzelheiten so genau, weil sich kein Mensch, der das nicht miterlebt hat, vorstellen kann, wozu das führen kann.
Der Vater meiner Freundin starb als erster, und einige Monate später auch die Mutter. Sie war nicht

mehr imstande zu verstehen, dass ihr Mann tot war, weil sie ihn in der letzten Phase nicht mehr erkannte, wie auch leider ihre Tochter und die Enkelinnen.

Fall 3:

Hier erzähle ich noch eine Geschichte über die schlimmen Auswirkungen, die die Alzheimer Krankheit nach sich zieht. Das ist auch eine wahre Begebenheit, die eine Bekannte mir erzählt hat, und ich werde versuchen, sie so genau wie möglich zu schildern.

„Eines Abends lag er im Bett, nachdem ich ihn gebadet, umgekleidet und ihm eine Windel angelegt hatte. Er lag da, und ich sah, wie eine Träne aus seinen Augen kullerte. Danach küsste er mir die Hand. Er hatte verstanden, dass ich für ihn etwas gemacht habe, was nicht üblich war. Er schien sich zu schämen. Solche Sachen haben mich immer tief getroffen. Es tat mir unsagbar weh, ihn in dieser Verfassung zu sehen. Wenn sie jemanden neben sich haben, mit dem sie einmal ihr Bett geteilt haben, mit dem sie Sex hatten, jemanden, der die Liebe ihres Lebens war, und wenn dieser Mensch dann zu dem wird, den sie nicht mehr kennen – das ist einfach schrecklich!" begann Louise ihre Geschichte (Namen geändert). „Das ist einfach etwas, was man unsagbar schwer ertragen kann.

Meinen Mann Franz habe ich bei einer Weihnachtsfeier 1961 kennengelernt, und war mit ihm seit der Zeit bis Oktober 2012 verheiratet, als er an Alzheimer gestorben ist. "Damals war Louise zusammen mit einer Freundin bei einer befreundeten Familie eingeladen, um dort Weihnachten zu feiern. Dort waren auch einige junge Männer, Kollegen der Freundin von der Uni. Alle zusammen schmückten zuerst den Weihnachtsbaum, dann gingen sie zur Christmette. So war das damals der Brauch. Franz gefiel Louise schon von Anfang an. Er war ein fröhlicher, sportlicher junger Mann, charmant und witzig. Er studierte Sportmanagement, und war selber ein begeisteter Sportler. Louise dagegen studierte Sprachen, und einen Tag nachdem sie diplomiert hatte, heiratete sie ihren Franz mit nur 24 Jahren. Bald danach kamen Kinder zur Welt, zwei Söhne. Louise arbeitete als Lehrerin, Franz an der Sporthochschule. Die Kinder waren gesund und ihr Leben damals vollkommen in Ordnung. „Als die Kinder größer wurden, unternahmen Franz und ich viele Reisen. Fremde Länder zu besuchen war unser Hobby, und wir fuhren kreuz und quer durch Europa, aber auch nach Übersee" erinnert sich Louise. „Einige Jahre später machte sich Franz selbständig. Er leitete Sportkurse und eröffnete eine private Sportschule für Kinder. Das machte ihm einen Riesenspaß, denn er liebte es, mit Kindern und Jugendlichen zu arbeiten. Er sagte immer, die Jugend sei sein eigener Jungbrunnen. Ich dagegen blieb an der Schule als Lehrerin bis zu meiner Rente. Inzwischen waren auch unsere Söhne erwachsen und ich freute mich schon auf ein geruhsames Rentenleben mit meinem geliebten Mann, und hoffte auf baldige Enkelkinder. Und tatsächlich, in kurzer Zeit heirateten unsere beiden Söhne, und Franz und ich wurden Oma und Opa. Genauso wie Franz sich um seine Sportschulkinder kümmerte, verbrachte er nun fast jede freie Minute mit Eva und Willi, unseren beiden Enkelkindern. Natürlich wollte er sie auch für den Sport begeistern, und

fuhr sie, wann immer er Zeit hatte, zum Training."
Louise stockte ein wenig, bis sie weiter erzählte.

„Dann begann etwas Merkwürdiges, was ich nie vergessen werde, und damals bemerkte ich zum ersten Mal, dass etwas nicht stimmt. Er kam von der Sportschule zurück und sagte etwas, was mich sehr beunruhigte: „Du, mir ist heute etwas ganz Komisches passiert. Ich habe mich verfahren, und konnte die Sportschule nicht finden". Er, der vierzig Jahre lang dieselbe Strecke gefahren war, hatte sich plötzlich verfahren? Was war da nur los? Ich habe mir sofort einen Termin beim Neurologen geben lassen, denn ich hatte nämlich sofort den Verdacht, es könnte sich die Alzheimer-Krankheit bei ihm entwickeln. Aber ich wusste darüber nur soviel, wie ich in Filmen gesehen hatte. Als wir zum Neurologen kamen, war Franz guter Laune, aufgekratzt wie immer, und erzählte ständig Witze. Der Arzt sagte, dass er absolut keine Anzeichen für Alzheimer hätte. So gingen wir wieder heim, aber ich war nicht so ganz beruhigt. Daher beobachtete ich Franz besonders aufmerksam. So nach und nach begann er, sich nicht so zu benehmen wie sonst. Er fluchte, was er sonst niemals tat, auch wurde er manchmal unerklärlich aggressiv. Dann wieder fing er wegen ganz banalen Kleinigkeiten an zu weinen. Immer öfter verlegte er seine Schlüssel. Oder er kam von einem Kneipenbesuch mit Freunden heim, und vergaß seine Jacke in der Straßenbahn. Jeden Donnerstag traf er sich mit seinen Kumpels zum Kartenspiel. Und als ich mit ihnen sprach, sagten sie mir, dass er sich ganz komisch benehmen würde. Er konnte sich nicht mehr die Karten merken, fragte ständig danach, was der Trumpf sei und wäre nicht konzentriert dabei. Das ging so ungefähr drei Jahre. „Weißt du, gebildete Menschen können solche Veränderungen sehr gut verstecken, so dass Außenstehende kaum merken können, was vor sich geht."

Ich merkte, dass Louise wieder eine Pause brauchte, um weiter berichten zu können. Dann sprach sie weiter: „Ja, und dann passierte der Unfall. Er stolperte und fiel über eine Treppe. Dabei brach er sich den Arm und musste ins Krankenhaus eingeliefert werden. Damals wusste ich nicht, dass Alzheimerkranke einige Hindernisse auf ihrem Weg einfach nicht bemerken. Nachdem er aus dem Krankenhaus entlassen wurde, ging ich mit ihm in eine andere neurologische Klinik. Und dort wurde mir definitiv bestätigt: mein Franz war an Alzheimer erkrankt." Louise begann im Internet zu recherchieren, und fand schließlich bei der Deutschen Alzheimer Gesellschaft viele nützliche Anregungen. Bald danach schloss sie sich einer Selbsthilfegruppe an, und dort erst erfuhr sie von Mitbetroffenen, was es heißt, mit einer an Alzheimer erkrankten Person zu leben. Einmal im Monat besuchte sie Vorträge, und erfuhr so, dass in der endgültigen Phase der Krankheit der Patient nicht mehr gehen kann. „Uns kann so etwas nicht passieren", meinte sie. „Franz war ja ein Leben lang Sportler, er wird bestimmt nicht ins Bett fallen" war sie überzeugt. Aber das passierte dann doch.

„Jeden Tag ging ich mit Franz spazieren, wir setzten uns dann oft in ein gemütliches Café und tranken unseren Cappuccino. Aber jeden Tag bemerkte ich, dass die eine oder andere Funktion einfach ausblieb. Jetzt eben haben wir uns noch unterhalten, und im nächsten Moment fragte er mich,

wer ich bin, und was ich in seiner Wohnung ma-
che. Er jagte mich dann regelrecht aus der Wohnung. Ich ging in ein anderes Zimmer, kam drei
Minuten später zurück, und alles war wieder okay.
Oder wir machten einen Ausflug zum See, hatten
dort Picknick und kamen abends wieder heim. Ich
schwärmte noch, wie schön der Tag am See gewesen war, da sagte er: „Welcher See? Ich war an
keinem See, du nimmst mich nirgends mit, ich
sitze nur alleine in der Wohnung."

Die Alzheimer Krankheit befällt zunächst das
Gehirn, und dann das Rückenmark. Wie die Neu-
ronen verfallen, so verliert der Kranke nach und
nach seine Körperfunktionen. Zunächst ist das
„nur" das Gedächtnis, aber dann können sie nicht
mehr gehen, die Verdauung kontrollieren, schlucken und schließlich sprechen.

„Irgendwann konnte ich Franz nicht mehr alleine
lassen. Entweder kam meine Schwester zu uns,
oder einer der Söhne oder Schwiegertöchter. Alle
kümmerten sich rührend um ihn, die Enkelkinder
vergötterten ihn trotz allem. Es passierte immer
öfter, dass er die Söhne nicht mehr erkannte.

„Wer bist du denn?" fragte er dann. „Ob du es glaubst oder nicht, ich bin dein Sohn" sagten sie, und er glaubte es natürlich nicht. Die Schwiegertöchter titulierte er ständig mit „gnädige Frau". Nur ich war es, die er noch einigermaßen kannte."

Alzheimer ist eine Krankheit, die physisch keine Schmerzen verursacht, aber es ist enorm schmerzlich, sie als Angehöriger mitzuerleben. Psychisch macht sie die ganze Familie kaputt.
Trotzdem muss man sich Mühe geben, und dem Kranken irgendwie seine Würde aufrechterhalten.
„Es ist schlimm", erzählte Louise weiter, „ wenn man beobachtet, wie er beispielsweise krampfhaft die Haarbürste umfasst, und sie nicht hergeben will. Er muss einfach etwas haben, was ihm gehört. Oder er schläft mit seinem überhaupt nicht mehr benutzten Handy unter dem Kissen. Bei einer Familienfeier kam Franz einmal aus seinem Zimmer splitternackt zu uns – er hatte keine Ahnung, dass das ein unmögliches Benehmen ist, und ich konnte ihn nur mit viel Mühe dazu bewegen, wieder ins Zimmer zu gehen und sich anzuziehen. Nach Ostern 2012 war es dann leider so-

weit. Wir mussten Franz in ein Pflegeheim geben. Er konnte nicht mehr selber gehen, und ich war nicht imstande, ihn im Bett umzudrehen oder zu bewegen."

Auf der Suche nach einem geeigneten Heim zog Louise wieder die Deutsche Alzheimer Gesellschaft zu Rate, und bekam viele wertvolle Tipps und Hinweise, wie sie das richtige Pflegeheim finden könnte, und was dabei wichtig war. Da es sich um besondere Patienten handelt, waren viele Einzelheiten zu beachten, so dass hier nur die wichtigsten kurz aufgezählt werden können. Diese Liste lässt sich noch erweitern, und dient nur als Orientierungshilfe.

Louise lernte dort beispielsweise, dass es neben den Heimen auch verschiedene andere Wohnformen für Demenz- und Alzheimerkranke gab. Eine Möglichkeit ist:

Betreutes Wohnen

Wenn die Patienten zu Hause nicht mehr alleine funktionieren und zurechtkommen, und wenn ihnen das Leben zu unsicher wird, bietet sich die Form des betreuten Wohnens an: dabei leben Senioren in eigenen Wohnungen, und können alles, was sie sonst brauchen, vor Ort in Anspruch nehmen, vor allem Pflege, hauswirtschaftliche Dienstleistungen oder Mahlzeiten. Für diese Art der Unterkunft werden Wohnungen in einem Haus oder Häuserkomplex so gestaltet, dass sie seniorengerecht sind, und dass dort geschultes, kompetentes Personal jederzeit zur Verfügung steht. Für **Alzheimerkranke** oder schwer demente Senioren eignet sich diese Art des Wohnens aber nur, wenn entsprechende Services angeboten werden. Darunter versteht man unter anderem Fahrstuhl und Rollstuhlrampen an Treppen und Schwellen. In den Badezimmern sollen Stützen zum Hochziehen vorhanden sein. Auch müssen die Hausbewohner einen Notrufknopf in ihrer Wohnung haben, um immer eine Hilfe herbeirufen zu können.

Es gibt noch eine weitere Möglichkeit für Demenz-
kranke, und zwar die

Ambulant betreute Wohngemeinschaft

In einer solchen Wohngemeinschaft teilen sich
meist sechs bis zwölf Senioren eine Wohnung.
Jedes Mitglied hat darin sein eigenes Zimmer mit
eigenen, vertrauten Möbeln. Die anderen Räume,
also Küche, Wohnzimmer und Bäder, werden ge-
meinsam benutzt. Das professionelle Personal
pflegt und kümmert sich um die Senioren. So eine
Wohngemeinschaft hat viele Vorteile: jeder Bewohner kann in seinem Zimmer in seiner vertrauten Umgebung wohnen. Sicherheit geben ihm
eigene Möbel und die von früher vertrauten Sachen (Bilder, Bücher usw.). Da die Anzahl der Bewohner sich in Grenzen hält, und immer das gleiche Personal anwesend ist, können sich die Senioren zu kleineren Gruppen zusammenschließen
und ihren Alltag organisieren. Es werden beispielsweise Spielabende, Musikvorträge oder Malkurse
angeboten, was es den Senioren wesentlich erleichtert, einen erfüllten Tagesablauf zu haben.

Für Louise kam so etwas natürlich nicht mehr in Frage, aber Menschen, die sich den noch nicht so drastisch ausgeprägten Problemen der Alzheimer Krankheit gegenübersehen, und vielleicht doch nur ein dementes Familienmitglied zu Hause haben, das sie nicht mehr entsprechend betreuen können, werden diese Möglichkeiten gerne in Anspruch nehmen.

Wenn Sie sich für ein Pflegeheim entschieden haben, erfordert die Suche nach der geeigneten Einrichtung Zeit und Geduld. Es gibt nicht die eine richtige Lösung. Für einige Menschen ist die Nähe zum Wohnort entscheidend, andere legen Wert darauf, dass Patienten nach neuesten Erkenntnissen der ärztlichen Kunst behandelt werden. Auch die Kosten können eine sehr wichtige Rolle spielen. Wieder andere möchten, dass das Heim den besten Ruf hat. Klären Sie in Ruhe, was Ihnen und Ihrem demenzkranken Familienmitglied wichtig ist. Dann wird das große Angebot an Pflegeheimen automatisch reduziert. So fällt es leichter, eine Vorauswahl zu treffen.

Schauen Sie sich die Pflegeheime und Senioren-residenzen, die infrage kommen, in Ruhe an. Halten Sie Nase, Ohren und Augen offen. Wenn Sie sich unsicher fühlen, nehmen Sie ruhig eine Begleitung mit, auf deren Urteil Sie Wert legen. Notieren Sie sich vorher Fragen, die Ihnen wichtig sind, und nutzen Sie Ihren Aufenthalt, um Ihre persönlichen Eindrücke mit der Heimleitung zu besprechen. Lassen Sie sich in diesem Zusammenhang das Heimkonzept und Leistungsangebot, aber auch dessen Grenzen möglichst konkret beschreiben.

Folgende Punkte können ihnen behilflich sein, um das wirklich passende Heim für ihr Familien--mitglied zu finden:

- Wo liegt die Einrichtung? Ist sie in ihrer Nähe? Liegt sie in der Stadt oder in der Natur? Gibt es eine sichere Aufenthalts-möglichkeit im Freien?
- Wie wirken bei einem Heimrundgang die Angestellten auf sie? Ist das Pflegepersonal

- freundlich? Was für einen Eindruck haben sie von den Bewohnern? Sind sie offen oder wirken sie eher gedrückt oder apathisch?
- Tragen freundliche Bilder an den Wänden, gepflegte Möbel in den Gemeinschaftsräumen und Pflanzen im Wohnbereich zum allgemein gemütlichen Eindruck bei?
- Wie riecht es in den Räumen? Nach Essen, körperlichen Ausscheidungen, Waschmittel?
- Gibt es in den Gemeinschaftsräumen Möglichkeiten, sich zurückzuziehen in Nischen, kleineren Sitzgruppen etc.?
- Wie ist das Essen angerichtet? Wird es liebevoll serviert? Sieht es ansprechend und schmackhaft aus?
- Bemerken sie in den Fluren Orientierungshilfen?
- Ist ein Besuch rund um die Uhr gestattet?
- Können die Senioren in ihren Zimmern ihre Möbel und andere Erinnerungsstücke behalten?

- Wie ist die Gestaltung der Freizeit organisiert?
- Wie steht es um die allgemeine medizinische Versorgung? Ist ein Arzt im Haus?
- Können Bewohner und Bewohnerinnen einen Friseur oder Fußpflege in Anspruch nehmen?
- Ist eine Cafeteria vorhanden?
- Werden die Fragen bezüglich der rechtlichen Vertretung und vorsorgenden Verfügung (Patientenverfügung, Vorsorgevollmacht) bei der Heimaufnahme geklärt?
- Haben die Zimmer Balkone/ Terrassen? Ist der Balkon/die Terrasse auch mit dem Rollstuhl oder mit Gehhilfen gut benutzbar (keine Schwellen)?
- Sind die Fenstergriffe in den Zimmern abschließbar? Sind Flure bei Nacht gut beleuchtet?
- Gibt es geschützte Stationen oder, noch besser, Wohngruppen für an Alzheimer erkrankte Bewohner?
- Sind die Einzel- bzw. Doppelzimmer ausreichend groß und geräumig? Können sie

zwischen Einzel- und Doppelzimmer wählen?

- Gibt es in den Zimmern einen Fernsehapparat? Wie steht es um Telefonanschlüsse?

- Gibt es einen besonderen Raum für Raucher? Darf in den Zimmern geraucht werden?

- Können die Bewohner über die Zeiten, zu denen sie aufstehen und schlafen gehen wollen, frei entscheiden? Die gleiche Frage gilt für die Zeiten der Körperpflege.

- Wird darauf geachtet, dass die Kranken genügend Flüssigkeit zu sich nehmen?

- Kann bei den Mahlzeiten zwischen Zimmerservice und Speiseraum gewählt werden?

- Gibt es einen Wochenspeiseplan mit Wahlmöglichkeiten?

- Wie oft werden Zimmer gereinigt, und die Bettwäsche gewechselt?

- Gibt es ein leicht verständliches Informationsschreiben über das Leistungsangebot, die Entgelte und für Sonderleistungen?

Zugegeben, das ist eine ziemlich lange Liste, aber es ist doch ihr Wunsch, ihr krankes Familienmitglied so gut wie möglich unterzubringen, und wirklich sicher zu sein, dass er/sie bis zum Ende liebevoll gepflegt wird. Noch einmal betone ich, nehmen sie auf die Kommentare ihrer Nachbarn/Mitmenschen/Familie keine Rücksicht, es sei denn, sie können ihnen tatkräftig helfen, mit dem kranken Opa oder Oma umzugehen. Ansonsten ist es einzig und allein ihre Aufgabe, den an Alzheimer oder Demenz erkrankten Senior optimal zu versorgen. Er wird nicht „einfach abgeschoben", sondern ihm wird professionell und seinem Gesundheitszustand entsprechend geholfen. Und letztendlich wird damit auch ihnen selber geholfen, denn es gibt sehr viele traurige Fälle von pflegenden und aufopfernden Töchtern/Söhnen/Ehefrauen oder Ehemännern, die nach dem Ableben des Familienmitglieds selber eine lang andauernde Rehabilitation nötig haben. Machen sie sich also nicht kaputt, haben sie keine Gewissensbisse, und seien sie sicher, dass sie nur das Allerbeste für den geliebten Menschen wollen, den ihnen eine heimtückische, schleichende und unbarmherzige Krankheit nimmt.

Alzheimer aus Sicht der Schulmedizin

Die Schulmedizin kann die Alzheimer Krankheit nicht heilen und setzt daher auf Medikamente, die die Symptome und die Begleiterscheinungen lindern. Diese Medikamente werden eingesetzt, um den Verlust des Denk- und Erinnerungsvermögens möglichst lange hinauszuzögern. Die Gruppe der Acetylcholinesterase-Hemmer wird dabei für die Behandlung der leichten bis mittelschweren Form der Alzheimer Krankheit eingesetzt. Diese Hemmer sorgen dafür, dass der Acetylcholin-Abbau an der Synapse verzögert wird, sodass die Patienten für einige Zeit von einer verbesserten Alltagsbewältigung profitieren können. Für die Behandlung bei schweren Formen der Erkrankung kommen sogenannte Glutamat-Rezeptorantagonisten, zum Einsatz, denn bei Alzheimer Patienten werden die Nervenzellen durch zu viel Glutamat belastet und können deshalb absterben. Die Glutamat-Rezeptorantagonisten schützen die Nervenzellen, sodass im mittleren bis späten Stadium die

Lernfähigkeit und die Gedächtnisleistung länger erhalten werden können. Allerdings können auch hier Nebenwirkungen wie Schlafstörungen, Kopfschmerzen oder Unruhe auftreten.

In verschiedenen Studien wurde die Wirkung von Gingko biloba untersucht. Dabei kamen die Studien zu unterschiedlichen Ergebnissen. Aber es gibt Hinweise dafür, dass sich Gingko positiv auf das Denk- und Erinnerungsvermögen auswirkt, und deshalb bei einer leichten bis mittelschweren Form der Erkrankung eingesetzt werden kann. Vor allem auch, da Gingko als sehr gut verträglich gilt. Ein Nachweis, dass Gingko auch vorbeugend wirkt, konnte allerdings nicht erbracht werden.

Oft werden auch Antidepressiva eingesetzt, da viele Patienten eine Depression entwickeln, wenn das Gedächtnis immer schlechter wird. Dabei kann die antidepressive Wirkung der Medikamente auch Schlafstörungen mildern.

Wenn die Verhaltensänderungen der Patienten sehr gravierend sind, werden oft Neuroleptika verordnet. Diese können Aggressivität und Wahnvorstellungen lindern. Allerdings haben diese Medikamente auch Nebenwirkungen und sollten nicht über längere Zeit eingenommen werden.

Alzheimer mit Homöopathie behandeln

Prinzipiell gilt, wie bei allen anderen Krankheiten natürlich auch: Je früher die Krankheit erkannt wird, desto mehr steigt die Chance den Verlauf der Krankheit positiv zu beeinflussen und eine lange Selbstständigkeit und Selbstbestimmung zu erhalten. Neben der rein schulmedizinischen Behandlung gibt es auch naturheilkundliche Therapieformen, wie zum Beispiel die Homöopathie.

Das menschliche Gehirn besteht aus circa 100 Milliarden Gehirnzellen, von denen täglich etwa 50.000 bis 100.000 absterben, was aber nicht weiter schlimm ist, denn es werden ständig neue gebildet. Bei der Alzheimer-Krankheit lagern sich sogenannte Amyloide im Gehirn ab und zerstören so Gehirnzellen. Man geht davon aus, dass diese abgestorbenen Zellen nicht mehr neu gebildet werden können, weshalb die Gehirnfunktion immer mehr eingeschränkt wird. In den Anfängen der Alzheimer-Krankheit ist zuerst das Kurzzeitgedächtnis betroffen, das bedeutet, dass sich die Betroffenen noch recht lange an weit zurückliegende Dinge erinnern können, aber nicht mehr wissen, was gestern war.

Um das Fortschreiten der Krankheit hinauszuzögern, setzt sie Schulmedizin verschiedene Medikamente ein, um die geistigen Fähigkeiten so lange wie möglich aufrechtzuerhalten. Diese Medikamente haben aber leider sehr häufig starke Nebenwirkungen, sodass viele Betroffenen nach alternativen und nebenwirkungsfreien Möglichkeiten suchen. In der Homöopathie gibt es dazu interessante Ansätze.

Das Prinzip der klassischen Homöopathie besagt: „Ähnliches möge mit Ähnlichem geheilt werden" („similia similibus curentur"). Das bedeutet, dass die Grundsubstanz eines homöopathischen Mittels, bei einem gesunden Menschen die Krankheitssymptome auslöst, die bei einem kranken Menschen mit diesen Symptomen Heilung bringen kann.

Die Homöopathie betrachtet dabei den Menschen als eine Einheit von Körper und Geist. Deshalb können auch Menschen, die durchaus die gleichen körperlichen Symptome haben, trotzdem unterschiedlich behandelt werden. Je nach Gesamtzustand wird der Homöopath das passende Mittel auswählen. Auch wenn diese Mittel sehr individuell zusammengestellt werden, möchte ich ihnen hier einige Homöopathika vorstellen, die bei der Alzheimer-Krankheit eingesetzt werden können.

1. Natrium Sulfuricum

Dieses Präparat kann bei Patienten eingesetzt werden, die sich ständig mit unangenehmen Ereignissen beschäftigen und diese nicht loslassen können. Solche Menschen fühlen sich oft einsam und versinken im Selbstmitleid. Es fällt ihnen schwer anderen Menschen ihre Liebe zu zeigen und sie leiden oft unter Kopf- oder Gelenkschmerzen.

2. Barium Carbonicum

Dieses Präparat findet Anwendung bei verwirrten Patienten, die ein kindliches Verhalten an den Tag legen, und ist oft mit Depressionen oder Wahnvorstellungen verbunden. Auch chronische Infekte kommen sehr häufig vor.

3. Nux Vomica

Dieses Präparat kommt zum Einsatz, wenn die Patienten zu aggressivem Verhalten neigen und leicht reizbar sind. Sie sind die geborenen Nörgler und haben an allem etwas auszusetzen, sind aber selber sehr sensibel und verletzlich und fühlen sich schnell gekränkt.

4. Alumina

Dieses Präparat wird Patienten verabreicht, die sich depressiv fühlen und Angst haben, den Verstand zu verlieren. Sie vergessen, wer sie sind und haben den Bezug zum eigenen Körper verloren. Sie neigen zu starken Stimmungsschwankungen und leiden oft unter Verstopfung und Orientierungsschwierigkeiten.

5. Aurum Metallicum

Dieses Präparat wird bei Patienten eingesetzt, die zunehmend vergesslich werden und Sorge haben, von anderen Menschen abhängig zu werden. Sie sind ängstlich und depressiv und verspüren ein Druckgefühl im Brustbereich. Auf ihre Mitmenschen wirken sie sehr mürrisch. Beschwerden verschlimmern sich durch Kälte und verbessern sich durch Wärme.

6. Helleborus niger

Dieses Präparat wird angewendet, wenn nicht nur die geistige Leistungsfähigkeit verloren gegangen ist, sondern dieses auch durch Müdigkeit, Muskelschwäche und Kopfschmerzen begleitet wird. Diese Patienten können nur spärlich Harn absetzen und im Körpergewebe lagert sich Wasser ein.

7. Hyoscyamus niger

Dieses Präparat kann bei Patienten angewendet werden, wenn eine körperliche Unruhe besteht und die Arme und Beine zittern. Die Patienten sind trotzig, eifersüchtig und misstrauisch. Sie leiden häufig unter Harn- und Stuhlinkontinenz. Die Beschwerden werden durch emotionale Erschütterungen verschlechtert.

Die klassische Homöopathie bietet viele Möglichkeiten Alzheimer Patienten ein Stück Lebensqualität zurückzugeben, wenn ein erfahrener Homöopath die richtige Auswahl der Mittel vornimmt.
Eine weitere Möglichkeit sind homöopathische

Kombinationspräparate. Studien ergaben, dass ein neues homöopathisches Kombinationspräparat der Firma Heel, das im Jahr 2011 auf der Konferenz der Neurowissenschaften in Washington präsentiert wurde, Alzheimer Symptome lindern kann und die amyloide Plaque-Bildung reduziert.

Auch in Frankreich und Finnland wurden Studien mit diesem Medikament durchgeführt. Diese kamen zum Ergebnis, dass die Gedächtnisleistung und die Lernfähigkeit der Probanden deutlich gesteigert werden konnten und die Therapie sehr gut verträglich ist. Es lohnt sich daher auf jeden Fall, mit einem Homöopathen über homöopathische Komplexmittel zu sprechen.

Kann man nun Alzheimer vorbeugen?

Neue Studien belegen, dass viele Faktoren für das Entstehen von Alzheimer verantwortlich sind. Dazu gehören auf jeden Fall ungesunde Ernährung mit Vitalstoffmangel und eine Belastung mit Schwermetallen.

Konventionell hergestellte Nahrungsmittel können toxisch durch Pestizide, Herbizide, Fungizide usw. belastet sein. In Fertigprodukten finden sich Transfette und Glutamat sowie Farb- und Konservierungsstoffe.

In den Zähnen stecken oft quecksilberhaltige Amalgam-Füllungen und im Trinkwasser findet sich oftmals Aluminium. Auch in Impfstoffen finden sich Quecksilber und Aluminium.

Aber auch ein stressiger Lebensstil, sowie ein Mangel an geistiger und körperlicher Aktivität können zur Entstehung von Alzheimer beitragen. Die Forschung zeigt auch, dass ein hoher Cholesterinspiegel, hoher Blutdruck und Fettleibigkeit das Risiko, an Alzheimer zu erkranken, um ein Vielfaches erhöhen können.

Vorbeugend gegen Alzheimer hingegen wirkt, wenn man die Gehirnfunktionen in Schwung hält, indem man zum Beispiel eine neue Sprache lernt oder sein Gedächtnis trainiert, sich angemessen sportlich bewegt und seinen Stresspegel niedrig hält.

Was man sonst noch tun kann:

1. Auf sauberes, aluminiumfreies Trinkwasser achten

Um das zu erreichen, eignen sich Wasserfilter, die das Leitungswasser nicht nur von Aluminium, sondern auch von Schwermetallen, Pestizidrückständen und Giftstoffen befreien. Weiterhin machen gute Wasserfilter das Wasser leicht basisch und mineralisieren es sanft.

2. Auf aluminiumfreie Produkte achten

Gerade in Kosmetik- und Körperpflegeprodukten stecken oft Aluminium und Parabene. Deshalb ist es ratsam, diese Produkte auf jeden Fall im Naturwarenhandel zu kaufen.

Auch auf Fertigprodukte in aluminiumhaltigen Verpackungen und Getränke in Dosen, sollte besser verzichtet werden, da diese neben Aluminium auch oft viele Zusatzstoffe und/oder gentechnisch veränderte Stoffe enthalten. Auch bei Alu-Deckeln, wie sie bei Joghurt, Sahne usw. vorkommen, sollte man vorsichtig sein, denn Aluminium steht schon lange im Verdacht, die Entstehung von Alzheimer zu begünstigen.

3. Auf eine gute Versorgung mit Antioxidantien achten

Bei der Alzheimer-Krankheit verfügt der Körper oft über zu wenig eigene Antioxidantien und es werden, bei einer unzureichenden Ernährung, auch von außen zu wenig Antioxidantien zugeführt. Wobei dabei auch wieder Aluminium eine Rolle spielt, denn es erhöht nicht nur den oxidativen Stress, sondern es schwächt auch gleichzeitig die körpereigenen Antioxidantien, deshalb sollte sehr viel Wert auf eine gesunde, vitalstoffreiche Ernährung gelegt werden und im Zweifel sollten Antioxidantien über Nahrungsergänzungsmittel zugeführt werden.

4. Auf ausreichende Magnesium- und Calciumzufuhr achten

Gute **Calciumquellen** sind: Chiasamen, Amaranth,

Mandeln, Hafer, Mohn, Haselnüsse, Sesam, getrocknete Feigen, getrocknete Aprikosen, Brokkoli, Spinat, Kohl, Blattgemüse, Brennnesseln.

Gute **Magnesiumquellen** sind: Amaranth, Quinoa, getrocknete Bananen, getrocknete Feigen, Brennessel, Portulak, Mangold, Hülsenfrüchte, Sonnenblumenkerne, Kürbiskerne, Sesam

5. Auf gute Siliziumzufuhr (Kieselsäure) achten
Gute **Siliziumquellen** sind: Hirse, Braunhirse, Hafer

6. Gute Nahrungsergänzungen
Kurkuma soll in der Lage sein, Ablagerungen im Gehirn von Alzheimerpatienten aufzubrechen und beschädigte Nervenzellfortsätze zu reparieren. Wenn Kurkuma als Nahrungsergänzung eingenommen werden soll, sollte man darauf achten, dass auch Piperin enthalten ist, da dieser Stoff die Bioverfügbarkeit um ein Vielfaches erhöht.

7. Öle und Fette
Im extra nativen **Olivenöl** wurde ein Stoff gefun-

den, der Alzheimer vorbeugen kann. Darüber wird immer wieder berichtet, da in den Mittelmeerländern Alzheimer viel weniger verbreitet ist, als in anderen Regionen.

Kokosöl ist ein ideales Fett zum Braten, Frittieren und Backen. Die darin enthaltenen Fettsäuren sollen die Symptome von Alzheimer reduzieren können. Auch Kokosmilch ist reich an Kokosöl. Da bei der Alzheimer-Krankheit auch immer Entzündungsprozesse im Gehirn beteiligt sind, sind auch Omega-3-Fettsäuren wichtig, da diese Entzündungen hemmen können. Daher eignet sich auch sehr gut Hanf- und Leinöl sowie Chiasamen, Hanfsaat und Leinsamen.

8. Achtung bei Medikamenten

Auf die Einnahme von Schlaf- und Beruhigungsmittel aus der Gruppe der Benzodiazepine sollte verzichtet werden, da dadurch das Risiko an Alzheimer zu erkranken um bis zu 50 Prozent steigt.

9. Körperlich aktiv sein

Körperliche Aktivität ist ein guter Schutzfaktor. Sie

fördert die Lebensqualität und sorgt für ein ausgeglichenes Gemüt. Ferner zeigen Studien, dass durch ausgiebige Bewegung bei älteren Menschen, die geistige Leistungsfähigkeit länger erhalten bleiben kann.

10. Geistig rege bleiben

Eine Untersuchung an fast 500 Personen, alle über 75 Jahre, konnte nachweisen, dass Gedächtnisstörungen umso seltener auftreten, je intensiver Tätigkeiten wie Lesen, Schreiben, Rätseln, Spielen (Karten- oder Brettspiele) oder Musizieren ausgeführt wurden. Passive Freizeitbeschäftigungen wie zum Beispiel Fernsehen hingegen erhöhen die Wahrscheinlichkeit von Gedächtnisstörungen.

11. Regelmäßig den Körper entgiften

Dies ist eine sehr wichtige Maßnahme, um z.B. Schwermetalle wie Aluminium oder Quecksilber auszuleiten. Eine gute Möglichkeit hierzu ist die Einnahme von Chlorella oder Spirulina. Heilerden wie Bentonit oder Zeolith in Verbindung mit Flohsamenschalen können ebenfalls Gifte binden.

Auch wenn es manchmal schwierig ist, aber man sollte dem Patienten nicht alle Aufgaben abnehmen, nur weil es schneller gehen würde, wenn man es selbst macht. Denn zum einen fühlt sich der Patient schnell nutzlos, was seiner Psyche nicht guttut, und zum anderen werden noch mehr Fähigkeiten verloren gehen, wenn sie nicht benutzt werden. Deshalb sollte man, solange es noch irgendwie möglich ist, den Betroffenen selbst Dinge tun lassen. Wenn er noch einkaufen gehen kann, aber den Überblick nicht mehr hat, was alles eingekauft werden muss, dann kann man zum Beispiel eine detaillierte Einkaufsliste schreiben, die er mitnehmen kann. Wenn er noch musizieren kann, dann sollte man ihn regelmäßig dazu animieren, das auch noch zu tun, da er von sich aus wahrscheinlich nicht mehr daran denkt. Wenn er früher gerne gemalt hat, dann besorgen sie Malstifte und Papier und ermuntern ihn, das zu tun. Oder vielleicht war er ein Handwerker, der viel Zeit in seiner Werkstatt verbracht hat, dann kann man sehen, ob es vielleicht einen (Kinder)Baukasten gibt, wo er das Gewohnte noch ein wenig ausleben kann und so weiter und so fort. Es gibt viele Möglichkeiten, womit man Menschen beschäftigen kann.

Wenn dann diese Dinge eines Tages nicht mehr funktionieren, dann müssen die Aufgaben wieder neu an die dann noch vorhandenen Fähigkeiten angepasst werden, indem man ihn zum Beispiel zum Einkaufen begleitet. Dabei sollte man dem Betroffenen aber nicht das Gefühl geben, dass er es alleine nicht mehr kann. Vielleicht kann man sagen, dass man heute sowieso noch etwas zu erledigen hat, und deshalb gleich zum Einkaufen mitkommt. Oder auch: „Es tut mir auch gut, wieder einmal vor die Tür zu kommen, deshalb komme ich heute mit." Versuchen sie immer dem Betroffenen das Gefühl zu vermitteln, dass er noch gebraucht wird, und vermeiden sie alles, damit er sich nicht total nutzlos fühlt, denn dies würde ihn wahrscheinlich in eine depressive Stimmung versetzen, was die Erkrankung negativ beeinflussen könnte. Er kann schließlich nichts dafür, dass ihn sein Gedächtnis so im Stich lässt. Und auch wenn er vom Kopf her oft nicht mehr weiß, was gerade geschieht, so kann er aber meistens immer noch fühlen, denn diese Funktion bleibt oftmals sehr lange erhalten.

Dementsprechend fühlt er auch, wenn sie hektisch und gestresst sind. Und das wird sich oft nicht vermeiden lassen, da die Betreuung eines Alzheimer Patienten alles andere als einfach ist. Einerseits ist es sehr anstrengend zu sehen, was der Betroffene alles verkehrt macht und man ihm hundertmal das Gleiche erzählen muss, und andererseits ist es schwer mit anzusehen, was diese Krankheit aus einem uns vertrauten Menschen macht.

Versuchen sie gelassen zu bleiben, auch wenn sie gerade zum x-ten Mal erklärt haben, dass heute Montag ist und nicht Freitag, und dass am Montag immer ein Arztbesuch ansteht. Er weiß es in drei Minuten einfach nicht mehr, dass sie das eben schon einmal erklärt haben und wird vermutlich erneut fragen. Es ist verständlich, dass man manchmal einfach nur losschreien möchte, weil man es nicht mehr ertragen kann. Wenn es ihnen zu viel wird, dann verlassen sie auch einmal das

Zimmer und gehen vor die Tür, um ein paar tiefe Atemzüge zu nehmen, und einfach aus der Situation zu kommen. Wenn sie nach ein paar Minuten zurückkommen, wundern sie sich bitte nicht, wenn der Betroffene sie fragt, wo sie denn waren, und sich nicht mehr daran erinnern kann, was eben passiert ist.

Angehörige, denen so etwas passiert, müssen deshalb auf jeden Fall kein schlechtes Gewissen haben und dürfen sich so eine Auszeit jederzeit gönnen. Aber es ist oftmals nicht einfach sich selber einzugestehen, dass man am Ende seiner Kraft ist, und darum brauchen auch Angehörige Hilfe, um zu lernen, mit so einer Situation umzugehen. Es ist enorm wichtig, dass Angehörige wissen, wohin sie sich in so einem Fall wenden können, und sollten deshalb schon so früh wie möglich Kontakt zu Institutionen, die Hilfe anbieten aufnehmen. Manchmal genügt es schon, wenn man eine Telefonnummer zur Hand hat, an die man sich im Notfall wenden kann. Aber es gibt auch viele Selbsthilfegruppen, wo man sich mit anderen Menschen, die in der gleichen Situation sind, austauschen kann.

Eine Liste mit Einrichtungen, Selbsthilfegruppen usw. finden sie zum Beispiel hier:
https://www.wegweiser-demenz.de

Viele weitere Informationen für Betroffene und Angehörige können sie auch hier finden:
https://www.alzheimer-bw.de

Schämen sie sich nur ja nicht, sich bei so einer Institution oder Selbsthilfegruppe zu melden, und um Rat zu fragen, weil sie denken, sie müssen das alleine schaffen, denn das müssen sie nicht. Sie sind auch nur ein Mensch und ihre Kraft, sowohl die körperliche als auch die psychische, ist nicht unbegrenzt. Und es ist niemanden geholfen, wenn sie eines Tages zusammenklappen wie ein Taschenmesser, weil sie nicht mehr können. Damit tun sie weder dem Patienten einen Gefallen, noch sich selbst. Also, nehmen sie Hilfe an. Es tut auch gut, wenn man sich mit Menschen austauschen kann, die sich in der gleichen Situation befinden, oder diese vielleicht schon durchlebt haben, sodass man sich nicht so alleine und hilflos fühlt. Ein gutes Gespräch gibt Kraft, um die Situation wieder weiter ertragen zu können. Aber wenn es eines Tages wirklich nicht mehr gehen sollte, dann muss man auch den letzten Schritt gehen und den geliebten Menschen in ein Pflegeheim geben, auch wenn dieser Schritt schwerfallen mag.

Schlusswort

Die Diagnose Alzheimer bedeutet nicht nur einen tiefen Einschnitt in das Leben der Betroffenen, sondern auch in das ihrer Angehörigen. Zum Zeitpunkt der Diagnose ist die Erkrankung meist schon so weit fortgeschritten, dass die Symptome nicht mehr zu übersehen sind. Leider gibt es für diese Erkrankung bis heute keine Heilung. Die Diagnose wird vieles verändern. Positiv daran ist, dass man nach der Diagnose den betroffenen Menschen besser verstehen kann, da man nun weiß, dass die Veränderungen, die man wahrscheinlich schon seit längerer Zeit wahrgenommen hat, durch diese Krankheit verursacht werden und nicht auf Böswilligkeit zurückzuführen sind. Weiterhin erleichtert es die Planung für die Zukunft, da man damit weiß, was auf den Betreffenden und auf die Angehörigen zukommen wird. Denn auch die betroffenen Angehörigen müssen sich auf die Situation vorbereiten, da mit Sicherheit der Zeitpunkt kommen wird, an dem sich der Alzheimer Patient nicht mehr selber wird versorgen können und auf Hilfe und Pflege angewiesen sein wird. Wenn sie einen an Alzheimer erkrankten Menschen versorgen müssen, informieren sie sich frühzeitig über den Fall der Fälle - sprich, woher sie Hilfe bekommen können, wenn sie die Versorgung nicht mehr alleine schaffen. Schämen sie sich nicht nach Hilfe zu fragen und nehmen sie diese auch an, denn die Betreuung eines Alzheimer Patienten kann sehr belastend sein.

Sollten sie den Verdacht haben, dass ein ihnen nahestehender Mensch eventuell an Alzheimer oder einer anderen Form von Demenz erkrankt ist, können sie das mit einem Früherkennungstest herausfinden. Das „Deutsche Grüne Kreuz" bietet hier einen online an: https://dgk.de/aiw/altern-in-wuerde/frueherkennung.html

Zum Schluss noch etwas in eigener Sache

»Wenn Ihnen dieses Buch gefallen hat, würde ich mich sehr freuen, wenn Sie sich zwei Minuten Zeit nehmen könnten, um es auf Amazon, oder der Plattform, auf der Sie es gekauft haben, zu bewerten. Rezensionen sind für mich als freie Autorin sehr wichtig, und Sie würden mir damit wirklich sehr helfen«.

»Ganz herzlichen Dank für Ihre Zeit und Ihre Mühe!«

Haftungsausschluss

Die Verwendung der Informationen in diesem Buch und die Umsetzung derselben erfolgt ausdrücklich auf eigenes Risiko. Haftungsansprüche gegen den Verlag oder die Autorin für Schäden jeglicher Art, die durch die Nutzung der Informationen aus diesem Buch bzw. durch die Nutzung fehlerhafter und / oder unvollständiger Informationen verursacht wurden, sind ausgeschlossen. Der Inhalt dieses Werkes wurde mit größter Sorgfalt erstellt und überprüft. Die Autorin übernimmt keine Gewähr und Haftung für die Aktualität, Korrektheit, Vollständigkeit und Qualität der bereitgestellten Informationen. Druckfehler können nicht vollständig ausgeschlossen werden. Weiterhin beruht der Inhalt dieses Werkes auf persönlichen Erfahrungen und Meinungen der Autorin. Der Inhalt darf nicht mit medizinischer oder psychotherapeutischer Hilfe verwechselt werden.

Quellenangaben

https://www.alzheimerforschung.de/fileadmin/user_upload/0_Brosch%C3%BCren/Liste_Medikamente_2016.pdf

https://www.alzheimer-forschung.de/alzheimer/behandlung/medikamentoese-behandlung/

https://www.zentrum-der-gesundheit.de/homoeopathie-bei-alzheimer-ia.html

Buchempfehlungen

Die größte Chance meines Lebens

Ina Christiane Sasida

Nach einer wahren Geschichte

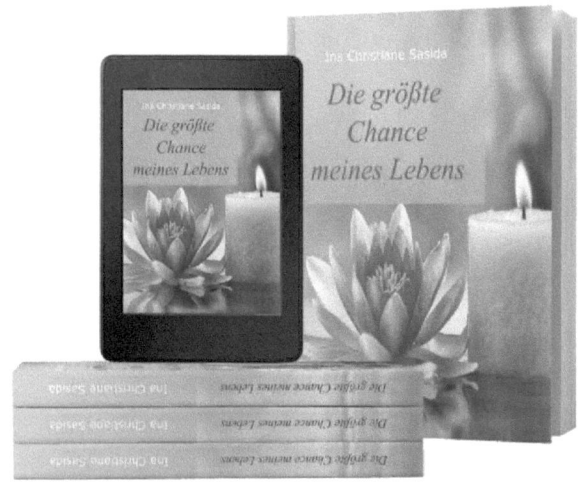

www.sasida.de

Die größte Chance meines Lebens

Wie viel Glück Gesundheit im Leben bedeutet, versteht man meistens erst dann, wenn man krank ist und sich nichts sehnlicher wünscht, als wieder gesund zu sein. Doch was tut man, wenn es keine Aussicht auf Heilung gibt? Wenn man sich von Schmerzen und Ängsten geplagt, auf Therapien einlässt, die mehr schaden als nutzen, Diagnosen unklar sind und die Medizin nicht helfen kann. Es gibt zwei Möglichkeiten. Entweder man verfällt in tiefe Depressionen und ergibt sich in sein Schicksal, oder man nimmt den Kampf auf.

Ina Christiane Sasida hat sich für die zweite Möglichkeit entschieden. In diesem Buch erzählt sie ihre wahre Geschichte, wie sie einer Autoimmunerkrankung, die von heute auf morgen ihr gesamtes Leben auf den Kopf gestellt hatte, und Ärzten, die nicht helfen konnten, die Stirn geboten, und ihren ganz eigenen Weg aus diesem Dilemma gefunden hat.

Träume des Sommers

Ina Christiane Sasida

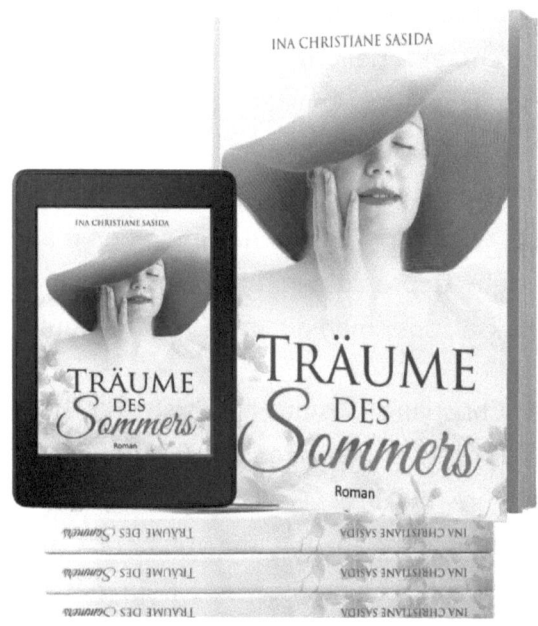

www.sasida.de

Träume des Sommers

Nach einer verkorksten Wintersaison in den Schweizer Bergen kehrt Denise ziemlich frustriert nach Deutschland zurück. So hatte sie sich das nicht vorgestellt, denn sie wollte endlich etwas erleben, was ihrem langweiligen Leben ein Ende setzt. Wild entschlossen packt sie deshalb noch einmal ihre Koffer und kehrt in die Schweiz zurück, wo sie am Lago Maggiore Jörn wiedertrifft, den sie flüchtig aus ihrer vergangenen Wintersaison kannte. Völlig überrascht versucht sie sich gegen ihre aufkommenden Gefühle zu wehren, was ihr nicht gelingt und es beginnt eine zauberhafte Romanze. Doch mit der Zeit geschehen merkwürdige Dinge, die sie nicht versteht und sie bemerkt, dass er sie belügt. Plötzlich erscheint so vieles in einem ganz anderen Licht. Denise bemerkt immer mehr, dass vieles, was er ihr sagt, nicht stimmt und sie wird misstrauisch. Bald weiß sie nicht mehr, was sie ihm noch glauben kann und irgendwann muss sie sich fragen, ob der Mann ihrer Träume am Ende nicht ein großer Albtraum ist….

Glücklich leben durch Gewohnheiten

Mathilda Millsohn

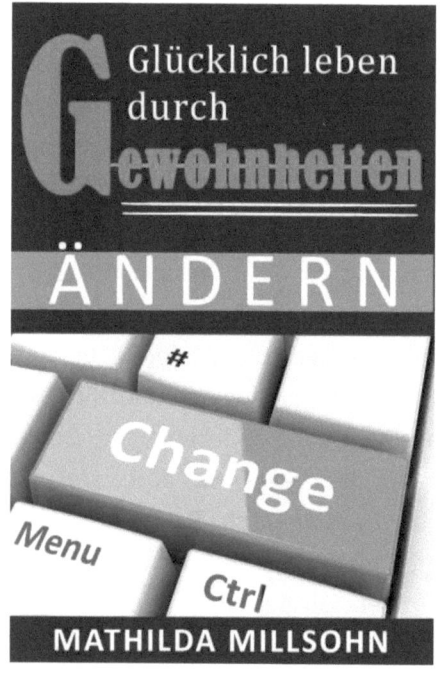

www.sasida.de

Glücklich leben durch Gewohnheiten ändern

Ändere dich und werde glücklich und erfolgreich. Das wären wir alle gerne, können es aber oftmals nicht erreichen, denn wir stehen uns dabei selber im Weg und merken es noch nicht einmal.

Schluss damit! Ab heute wird sich das ändern, denn mit diesem Buch bekommst du einen Leitfaden an die Hand, der dich mit der Nase auf so manche notwendige Veränderung stößt und dir zeigt, wie du dein Leben hin zu Glück, Gesundheit, Erfolg und Zufriedenheit verändern kannst.

Mathilda Millsohn zeichnet eine große Lebenserfahrung auf diesem Gebiet aus, die sie sehr gerne mit ihren Lesern teilt und mit viel Fingerspitzengefühl die Dinge beim Namen nennt. Schritt-für-Schritt bringt sie mit diesem Buch liebevoll Ordnung in dein Leben und zeigt dir, wie du neue Gewohnheiten in dein Leben integrieren kannst.